Publications de la **Revue** générale de Clinique et de Thérapeutique
(JOURNAL DES PRATICIENS)

LA RÉFORME

DE

L'ENSEIGNEMENT MÉDICAL

ET DES CONCOURS DE MÉDECINE

PAR

HENRI HUCHARD

Médecin de l'Hôpital Bichat
Directeur de la *Revue générale de Clinique et de Thérapeutique*

PARIS

REVUE GÉNÉRALE DE CLINIQUE
ET DE THÉRAPEUTIQUE
(*Journal des Praticiens*)
66, rue de Ponthieu, 66

LIBRAIRIE MÉDICALE
O. BERTHIER
104, boulevard Saint-Germain, 104

Novembre 1890

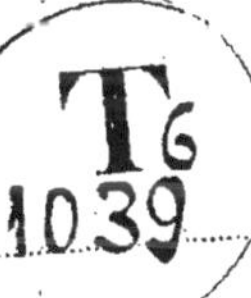

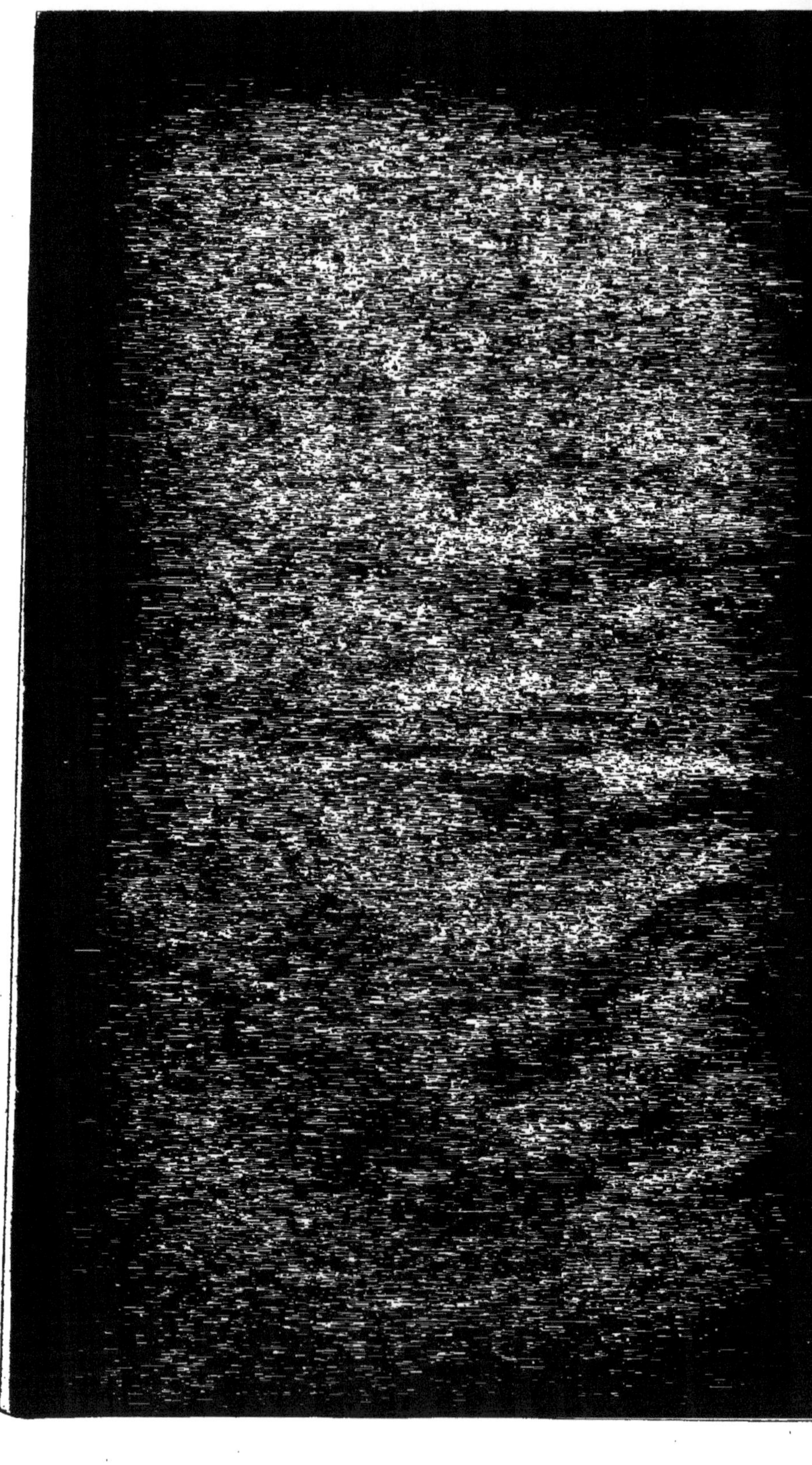

LA RÉFORME

DE

L'ENSEIGNEMENT MÉDICAL

ET DES CONCOURS DE MÉDECINE

PARIS — IMP. CHARLES SCHLAEBER, 257, RUE SAINT-HONORÉ

Publications de la **Revue générale de Clinique et de Thérapeutique**
(JOURNAL DES PRATICIENS)

LA RÉFORME

DE

L'ENSEIGNEMENT MÉDICAL

ET DES CONCOURS DE MÉDECINE

PAR

HENRI HUCHARD

Médecin de l'Hôpital Bichat

Directeur de la *Revue générale de Clinique et de Thérapeutique*

PARIS

<table>
<tr><td>REVUE GÉNÉRALE DE CLINIQUE
ET DE THÉRAPEUTIQUE
(Journal des Praticiens)
66, rue de Ponthieu, 66</td><td>LIBRAIRIE MÉDICALE
O. BERTHIER
104, boulevard Saint-Germain, 104</td></tr>
</table>

Novembre 1890

LA RÉFORME

DE

L'ENSEIGNEMENT MÉDICAL

ET DES CONCOURS DE MÉDECINE

Le Congrès de Berlin vient de finir. C'est le moment d'étudier quelques-unes des réformes radicales et urgentes à opérer dans notre enseignement médical.

Un fait s'impose. Il est pénible pour notre amour-propre et cruel pour notre patriotisme : la courtoisie de commande des Allemands ne doit pas nous le faire oublier : l'*Enseignement médical français est en décadence*, et cela, non parce que les vrais savants sont en minorité, mais parce que notre organisation médicale est des plus défectueuses.

On le sait, hélas ! depuis trop longtemps ; le ministre de l'Instruction publique lui-même le reconnaît, car il propose des réformes. Mais, que peut-il faire, puisque la loi l'oblige à prendre pour réformateurs ceux qui ont intérêt à ne rien réformer ?

Le Conseil supérieur des Facultés a montré son impuissance. Les missions scientifiques à l'étranger se sont succédé depuis trente ans, et on est encore à chercher les résultats qu'elles ont produits. Quant aux fonctionnaires, n'en parlons pas : ils ont intérêt à ne rien changer.

Pour les concours, par exemple, rien n'a été fait. Tout le monde proclame que, tels qu'ils sont, ils aboutissent à l'immobilisation des intelligences et au découragement des vrais travailleurs.

1

Voici ce que je disais, il y a plus de deux ans, dans la *Revue générale de Clinique et de Thérapeutique* :

« Il est injuste que de jeunes travailleurs qui ont enrichi déjà la science par leurs travaux originaux et quelques découvertes, ne soient pas préférés à ceux qui, dans un concours, accomplissent ce tour de force consistant à traiter une question orale de vingt minutes ou une question écrite de trois heures, sans rien omettre. Cet effort de gymnastique cérébrale est-il profitable à la science, et croyons-nous qu'il n'y a rien à faire, lorsque nous voyons de jeunes médecins distingués abandonner leurs études et leurs travaux pour se livrer exclusivement pendant cinq ou six ans au moins (1) à la préparation d'un concours ?.....

» Mais, les travaux originaux des candidats doivent peser dans la balance, et du jour où on leur attribuera *officiellement* l'importance qui leur est due, la science en profitera, puisqu'elle s'enrichira de recherches nouvelles et de travaux intéressants accomplis par des médecins qui ne resteront plus ainsi immobilisés pendant des années par la seule préparation d'un concours écrit ou oral (2).

La parole devrait appartenir aujourd'hui à la délégation scientifique qui revient de Berlin. Saura-t-elle faire entendre, dans les conseils de l'Université, la voix du progrès, et faire apprécier les bienfaits de la liberté de l'enseignement supérieur dont nos rivaux d'Allemagne recueillent de si grands profits ? En tous cas, on comprend mal que notre gouvernement démocratique soit moins libéral, à ce point de vue, qu'un régime monarchique.

Entre autres réformes, voici d'abord les plus urgentes :

I. — Dans les hôpitaux :

1° Suppression du concours de l'externat : concours inutile, le nombre des places à donner dépassant sou-

____

(1) C'est là un minimum. Car, certains candidats, *des plus distingués*, concourent pendant huit à dix ans, et même davantage.

(2) Voir *Rev. gén. de Clin. et de Thérap.*, 1888-1889. et tirage à part, page 42.

vent celui des candidats. Economie : 200,000 francs sur le budget des hôpitaux.

2° Comme en Allemagne, en Russie, en Autriche et partout ailleurs, choix des chefs ou aides de clinique (docteurs en médecine) par les chefs de service.

3° Nomination de chefs de laboratoires ou d'assistants, pour démontrer et enseigner dans les hôpitaux, l'anatomie pathologique, la bactériologie, la propédeutique et la clinique, la thérapeutique expérimentale et clinique, etc.

4° Recrutement des médecins, chirurgiens et accoucheurs des hôpitaux, par des concours différents de ceux qui existent et qui sont réellement illusoires. Car, il faut avoir le courage de l'avouer, malgré le choix souvent heureux des élus, ceux-ci se trouvent trop ordinairement désignés avant les épreuves. Concours inutiles, quand ils ratifient le choix de l'opinion publique; concours injustes, lorsqu'ils font nommer, à la faveur, les candidats qui « ont leur jury ! »

5° Les chefs de service dans les hôpitaux n'ayant pas seulement des devoirs à remplir envers les malades, mais encore envers les élèves, devraient se consacrer à l'enseignement, et utiliser les énormes ressources cliniques à leur disposition. Ainsi, la médecine pratique, *qui ne s'apprend qu'au lit du malade*, se trouverait largement enseignée sans charges budgétaires nouvelles.

II. — Dans les Facultés de médecine :

1° Pour les professeurs, remplacer le traitement qui, bien à tort, fait d'eux de simples fonctionnaires, par une indemnité fixe à laquelle s'ajouterait, comme traitement éventuel, la rétribution scolaire de leurs élèves. Ceux-ci auraient donc le droit, comme dans tous les autres pays, de s'instruire, soit à la Faculté, soit dans les hôpitaux, soit ailleurs. De cette façon, on réaliserait les deux conditions indispensables du succès d'un enseignement : *l'émulation et la concurrence.* A chacun, selon ses œuvres, et selon le succès de ses leçons. A l'étranger, le titre de professeur n'est pas le but pour arriver à la clientèle, mais la consécration des succès obtenus dans l'enseignement.

2° Séparation absolue du corps enseignant et du corps examinant, dans l'intérêt des études, pour éviter les inconvénients d'une science officielle, et pour rendre effective la liberté de l'enseignement supérieur qui, en réalité, n'existe pas.

Nous reviendrons sur ces réformes et sur bien d'autres encore. Qu'il nous suffise, pour aujourd'hui de rappeler ce souvenir :

Il y a vingt ans, en 1870, malheureusement aussi peu écouté que le colonel Stoffel, un doyen de la Faculté médicale de Paris qui redoutait un Sedan scientifique, n'écrivait-il pas déjà, à l'usage de ses contemporains et de ses successeurs les paroles suivantes ?

» Un nouvel effort doit être tenté pour sauvegarder
» l'avenir scientifique de la France. Et il ne faut pas s'y
» tromper : il s'agit d'un intérêt de premier ordre,
» car la vie intellectuelle d'un peuple alimente les sour-
» ces de sa puissance matérielle, et son rang est marqué
» aussi bien par l'ascendant qu'il sait prendre dans les
» choses de l'esprit que par le nombre et la valeur de
» ses défenseurs ».

I

La vie des Concours

Commençons la juste critique de ces admirables concours que toute l'Europe nous envie..., et qu'elle s'empresse de ne pas imiter.

Un jeune homme vient à Paris pour y faire ses études médicales ; c'est un laborieux, il veut arriver. Etudions rapidement la vie des concours qu'il va parcourir. C'est le concours en permanence, le concours à vie ; ce sont quinze années, au moins, employées à préparer des questions.

1° *Concours de l'externat des hôpitaux.* — Après un ou deux ans d'études, notre étudiant connaît à peine l'A B C médical ; n'importe ! Il faut déjà un concours : inutile s'il n'est pas grotesque, puisque souvent le nombre des places dépasse celui des candidats ; titre dérisoire, puisqu'il ne signifie rien et ne conduit à rien.

Il serait si rationnel de classer les élèves d'après leurs notes obtenues aux examens de la Faculté, de les obliger *tous* à suivre de bonne heure et *toujours* les visites des hôpitaux, là seulement où l'on apprend la pratique médicale ! Ce serait au moins un concours inutile de moins, et l'économie d'une perte de temps ; ce serait encore une économie de dépenses pour l'Assistance publique qui pourrait plus utilement reporter la somme affectée annuellement au traitement des externes (près de 200,000 fr.) sur le traitement toujours insuffisant des internes en médecine (1).

2° *Concours de l'internat.* — Concours très sérieux, demandant plusieurs années de préparation pendant lesquelles les candidats apprennent par cœur des questions orales et écrites, pendant lesquelles « ils repassent sans cesse leur pathologie sans jamais bien l'apprendre ».

Mais, chose plus grave encore, ils sont amenés, pendant tout le temps de cette préparation, à se désintéresser de plus en plus des études cliniques. Je dis, *de plus en plus*, et quel chef de service voudra me contredire, si j'affirme que les externes, candidats à l'internat, ne prennent plus, ne savent et ne veulent plus prendre les observations des malades ? Du reste, ils auraient bien tort de « perdre leur temps » à examiner des malades et à prendre *sérieusement* des observations cliniques ; ils savent qu'à leur concours pour l'internat, il ne leur en sera tenu aucun compte, comme on ne prendra pas en considération les notes « confidentielles » que l'Assistance publique, sans qu'on sache pourquoi, réclame chaque année aux chefs de service sur leurs élèves. Pendant deux ou trois ans, ces élèves n'ont qu'une pensée : arriver à l'hôpital, juste au moment de la visite, et s'enfuir au plus vite quand le maître n'est plus là. N'ont-ils pas à étudier chaque semaine leurs conférences théoriques, à faire des prodiges de mémoire, à s'exercer à la préparation de nombreuses questions écrites ou orales ? Et c'est ainsi que le niveau des études cliniques tombe de jour en jour !

Cela n'arriverait pas, tous les élèves-externes rivalise-

(1) Il y aurait lieu également de supprimer un grand nombre de places d'internes en pharmacie. Cette suppression et celle de l'externat en médecine, permettraient, sans augmenter les charges budgétaires de l'assistance publique, d'instituer dans chaque hôpital un ou deux *chefs de laboratoire, d'anatomie pathologique et de bactériologie*, et aussi d'élever jusqu'à 2,000 fr. ou 1,500 fr. au minimum le traitement des internes ou des assistants.

raient d'ardeur et de zéle auprès de leurs maîtres, ils prendraient *sérieusement* les observations, ils s'exerçeraient de bonne heure à l'art si difficile de l'examen des malades et du diagnostic des maladies, si l'on ajoutait aux deux épreuves actuelles du concours de l'Internat, une troisième épreuve *sur les notes* données par les divers chefs de service à chaque élève pendant la durée de son stage dans les hôpitaux. Pour les notes *très bien*, *bien* ou *assez bien*, etc. ,il y aurait un certain nombre de points déterminés qui s'ajouteraient aux points donnés pour chaque épreuve écrite ou orale du concours. C'est à cette dernière réforme que l'on devrait s'arrêter, et c'est ainsi qu'on éleverait encore le niveau des études cliniques. Je reste donc un partisan convaincu du concours de l'Internat, concours qui a toujours donné de brillants résultats, et qui en donnerait plus encore, s'il était amélioré.

3° *Concours de médaille d'or des hôpitaux.* — Encore et toujours un concours de mémoire et d'érudition ! Cependant, ces jeunes candidats à la médaille d'or sont tenus de présenter un mémoire original. Je me garderai bien de combattre ce dernier dispositif du concours. Mais, je ne puis m'empêcher de faire remarquer cette singulière inconséquence: on demande à des jeunes gens, encore inexpérimentés, un travail original qui n'est souvent que le reflet ou la copie des idées d'un de leurs chefs de service, et l'on ne tient pas compte, pour le concours de médecin des hôpitaux, des travaux plus importants que les candidats à ce dernier titre, tous docteurs en médecine, ont pu accomplir depuis plusieurs années !

4° *Concours de clinicat des hôpitaux.* — Le plus souvent — ce qu'il faut approuver, du reste, — les chefs de clinique sont nommés à l'avance et choisis par les maîtres qui les ont appréciés pendant le cours de l'Internat. Mais alors, pourquoi ce simulacre de concours, et pourquoi (si vous voulez être conséquents avec vous-mêmes) n'exigez-vous pas aussi d'autres concours pour les fonctions d'aide de clinique ou encore de chef de laboratoire?

5° *Concours de médecin des hôpitaux*. — J'en parlerai plus loin. Pour le moment, je n'insiste pas sur l'immobilisation lamentable et stérile de candidats qui, pendant plusieurs années, pendant 4 à 6 ans en moyenne (1), font paraître le moins de travaux originaux possible, parce que ces travaux sont inutiles pour ce concours, et parfois nuisibles ; de sorte que, par ce système, vous mettez sur le même pied celui qui *récite* les découvertes des autres, et celui qui peut être amené à exposer les siennes. — (Encore ce dernier devra-t-il s'estimer bien heureux de ne pas trouver des juges qui lui en tiendront rigueur!...) — Ceci me rappelle une bien amusante réponse qu'Edmond About, dans ses « Causeries » de 1866 (à propos de l'enseignement médical), met dans la bouche d'un pseudo-savant :

« Un excellent professeur de l'Ecole, à qui l'on demandait : « Pourquoi ne vous présentez-vous pas à l'Institut ? Claude Bernard a des chances, vous en auriez » autant que lui », répondit naïvement : « Mais c'est » juste. Tout ce que Bernard a *fait*, je le *sais* aussi bien » que lui, et je sais bien des choses qu'il ne sait pas. » Et, ajoute Edmond About : « Pesez bien cette réponse : elle met à découvert le défaut de la cuirasse. » (2)

(1) Il est très habituel de voir des candidats qui ont de 10 à 15 concours, et on en a vu qui se sont arrêtés seulement à leur 23° concours, ce qui représente au moins 10 à 12 années perdues pour la science et pour le candidat.

(2) Je ne puis résister au plaisir de citer le passage suivant de ces mêmes *Causeries*, passage qu'on dirait écrit d'hier. Mais, hélas! il a été écrit en 1866, il y a un quart de siècle. Depuis cette époque, et malgré les avertissements de tous les Stoffels scientifiques, on n'a rien fait, absolument rien fait pour remédier à l'état lamentable de notre organisation médicale. Espérons que, dans un autre quart de siècle, la Routine et son fidèle chevalier servant auront perdu de leur puissance, et qu'alors notre cri d'alarme sera entendu.

« Aujourd'hui (en 1866), les jeunes professeurs de l'Ecole,

Au sujet de l'épreuve sur titres, qu'il ne faut jamais se lasser de réclamer pour le concours des hôpitaux, on peut objecter que les candidats ne peuvent que difficilement se livrer à des travaux originaux, puisqu'ils ont quitté l'hôpital depuis plus ou moins longtemps. Je réponds à cette objection par la proposition suivante : Tout candidat au bureau central devrait être attaché à un service d'hôpital à titre d'assistant *libre*; il pourrait, sous la direction des médecins du bureau central, être chargé des consultations qui, dans les hôpitaux, sont toujours incomplètement faites, et cela par la force des choses, comme je l'ai démontré dans mon rapport sur « une mission scientifique »; enfin, tous les candidats au bureau central, qui auraient au moins une admissibilité à leur actif, continueraient, plus complète-

» les jeunes médecins des hôpitaux touchent le but vers l'âge
» de 35 ou 40 ans. Jusque-là, qu'ont-ils fait ? Ils ont passé leur
» jeunesse à préparer des concours, c'est-à-dire à charger leur
» mémoire de toutes les connaissances qui pouvaient les faire
» valoir dans un petit nombre d'épreuves déterminées. Ils sont
» ferrés sur tous les détails de la médecine courante, sauf peut-
» être la thérapeutique, car il est de bon goût de s'étendre sur
» la question, de manière à manquer le temps, et d'aborder la
» thérapeutique au moment où l'horloge vous coupe la parole.
» Les pauvres candidats sont bourrés de détails, chargés de
» faits, courbés sous le poids des observations recueillies par
» leurs maîtres; on n'exige pas qu'ils exposent des vues géné
» rales ; je crois pourtant qu'on le leur permet par tolérance.
» Cette méthode permet à l'Ecole de recruter d'excellents
» élèves qui pourront faire un jour d'excellents professeurs.
» Mais ils ont passé l'âge des recherches originales, des idées
» neuves et hardies ; ils prendront difficilement l'habitude de
» rien tirer de leur propre fonds. Quelques-uns sont tellement
» empêtrés de leur science acquise qu'ils ne comprennent même
» pas le mérite de l'invention... J'avoue pourtant que la gym
» nastique des concours n'a pas mis sur les dents ceux qui ont
» eu l'esprit d'arriver jeunes. Mais neuf professeurs sur dix
» rappellent ce personnage de vaudeville qui était *abruti par*
» *la lecture*. Ils savent trop ; ils ploient sous le travail d'autrui.
» Ils ont marché tant et tant sur les routes et les chemins vici
» naux de leur empire qu'ils n'ont plus la vigueur nécessaire
» pour conquérir une bicoque. »

ment encore que par le passé, à remplacer les médecins titulaires pendant le temps de leurs vacances. Leur qualité d' « assistants libres », l'obligation pour eux de faire les consultations hospitalières, la possibilité où ils seraient de remplacer certains chefs de service, tout cela constituerait un mode préparatoire à ce concours, bien supérieur à celui qui est en usage aujourd'hui et qui consiste dans l'examen rapide de quelques malades vus à l'hôpital ; tout cela constituerait encore pour ces candidats un apprentissage sérieux des fonctions qu'ils seraient appelés plus tard à exercer.

6° *Concours de l'agrégation de médecine ou de chirurgie.* — Celui-là mérite une mention spéciale. On l'a amélioré en supprimant la thèse et en instituant une épreuve de l'exposé des titres ; mais on l'a aussi aggravé, et tel qu'il est encore, il reste un des concours les plus décourageants et les plus démoralisants. C'est à lui que l'on peut surtout appliquer cette sévère qualification d'un de nos plus grands maîtres :

« Ce concours, c'est une fille que l'on viole ! »

II

Le concours de médecine pour les hôpitaux

Il y a deux ans, en 1888, dans mon rapport sur la mission scientifique dont je fus chargé en Autriche, en Russie et en Allemagne, je m'exprimais dans les termes suivants en abordant la question de l'*Enseignement médical* :

« Je touche ici un point extrêmement délicat. Mes observations resteront très probablement sans écho, par une sorte de conspiration du silence, ou encore elles seront accueillies par quelques clameurs qu'il faut savoir affronter de pied ferme quand on veut combattre le bon combat. Mais, qu'importe ? Et si je reste pendant quelque temps la *vox clamans in deserto*, je n'en aurai pas moins accompli le devoir de dire la vérité.

« A Moscou, comme je manifestais mon étonnement sur la perfection de l'enseignement médical, avec son personnel de professeurs, de médecins et de chirurgiens des hôpitaux, de chefs de clinique et d'assistants, rivalisant tous de zèle pour instruire les élèves, avec ses laboratoires et ses instituts nombreux, un des professeurs de cette Université m'a dit ces paroles textuelles : « J'aime beaucoup la France : mais, ce que j'y ai vu, « il y a deux ans, au sujet de l'installation des hôpitaux et de « l'organisation de l'enseignement médical, m'a été particu- « lièrement pénible. »

» Ce professeur va peut-être un peu loin dans son enthousiasme patriotique ; mais il est certain que la Russie nous a surpassés comme elle a également surpassé l'Allemagne et l'Autriche. En portant ce jugement sur notre infériorité, je me tiens à égale distance du dénigrement systématique ou d'un enthousiasme exagéré qui nous fait souvent déclarer que tout est pour le mieux dans la plus belle Université du monde... parce que souvent nous n'en avons pas vu d'autres. »

Deux ans se sont écoulés. Mes observations et mes avertissements d'alors sont restés sans écho. Que voulez-vous ? J'étais un trouble-fête, et je ne disais pas comme les chauvins : « La science française est la première du monde ». Je pensais alors, et je pense toujours qu'il vaut mieux le prouver que le dire. Mais aujourd'hui, un vent de réforme a soufflé sur notre vieille Université, on sent que l'édifice vermoulu tremble sur sa base et qu'il lui faut d'autres assises. Les lettres nombreuses que j'ai reçues de divers côtés à ce sujet, les réflexions si judicieuses que mes propositions de réformes de l'Enseignement médical ont déjà inspirées à M. Chaput, chirurgien des hôpitaux (1), m'encouragent à persévérer dans la voie que je me suis tracée; car le vrai patriotisme fait un devoir de mettre nos plaies à nu. On peut être certain que je n'y faillirai point et que, dans mon indépendance absolue, loin des coteries et des petites églises, je ne me laisserai arrêter ni par les injustes attaques, ni par les insinuations perfides de mes adversaires, si j'en rencontre.

On a déjà cherché à dénaturer ma pensée, et l'on me représente comme l'ennemi des concours. Or, c'est le contraire qui est vrai : *je ne suis l'ennemi que des concours* TELS QU'ILS EXISTENT ; je vais le prouver au sujet du concours des hôpitaux.

1° — Dans ces dernières années, on a voulu le réformer, on n'a fait que l'aggraver.

Autrefois, la première épreuve éliminatoire était une épreuve de diagnostic. Quand le candidat faisait une erreur à ce sujet (erreur dont tous ses concurrents étaient les témoins avec les juges), il avait une mauvaise note et était éliminé, même s'il était *persona grata* pour le jury. Sacrifice brutal, mais juste!

Aujourd'hui, la première épreuve éliminatoire est une épreuve écrite sur un sujet donné. Or, j'affirme (et personne ne pourra me contredire), que sur soixante copies, il y en a au moins une vingtaine qui ont une valeur absolument égale, et cependant, comment se fait-il qu'il y ait

(1) Voir le n° 36 (page 582) de la *Revue générale de Clinique et de Thérapeutique.*

souvent entre ces copies *d'une valeur égale*, je le répète, un écart de trois ou quatre points ? Notez bien que je n'incrimine pas l'injustice du jury. Mais on sait que chaque juge interprète la valeur d'une copie à sa manière et à son point de vue : l'un se laisse émouvoir par la forme littéraire, l'autre par l'exposition d'idées qui lui sont chères et que le candidat, sans les partager, expose avec une certaine complaisance dans le but d'être agréable, etc.

Autrefois, la première préoccupation d'un candidat au titre de médecin des hôpitaux était d'abord de faire un bon diagnostic au lit du malade.

Aujourd'hui, son premier soin est d'étudier, de compulser tous les livres pour faire une composition écrite, extraordinaire d'érudition ; son but est d'avoir d'emblée le maximum de points, car il sait que la première note est très suggestive par elle-même, et qu'elle le « pose déjà dans l'esprit du jury ». Ainsi donc, cette première épreuve est injuste, je l'ai démontré, elle est injuste par la force des choses et non par la faute du jury ; elle est plus que cela : elle est funeste pour les études.

2° — Il y avait autrefois une épreuve excellente : c'était celle de la consultation écrite. Le candidat, après avoir examiné son malade, avait 3/4 d'heure pour se recueillir, pour écrire son diagnostic, poser les indications thérapeutiques et les résoudre. Personne ne me contredira encore à ce sujet : Un aspirant au titre de médecin des hôpitaux doit donner, dans un concours, la mesure de sa valeur, au point de vue, non seulement du diagnostic, mais aussi de la thérapeutique ; car, un médecin des hôpitaux doit savoir reconnaître et traiter une maladie. Je sais bien que l'on peut me répondre par l'argument emprunté à cette sorte d'instabilité thérapeutique dans laquelle nous vivons, le traitement d'une maladie proposé par un juge ne ressemblant pas toujours au traitement vanté par l'autre. Mais, la thérapeutique est avant tout l'art de bien poser des indications d'un traitement, et celles-ci sont peu variables.

Conclusion : on a commis une faute grave en supprimant cette épreuve, ou en ne lui accordant pas toute l'importance qu'elle possède.

3° — A l'étranger, partout ailleurs qu'en France, les travaux originaux, les recherches personnelles des candidats pèsent beaucoup dans la balance pour la nomination de médecin des hôpitaux ou de privat-docent (ce dernier titre, analogue à celui de professeur agrégé dans nos Facultés). Conséquence facile à comprendre : à l'étranger, les travaux originaux sont plus nombreux, la science fait plus de progrès.

En France, c'est absolument le contraire qui est vrai. Des travaux originaux trop nombreux nuisent parfois au succès des candidats. Peut-être va-t-on trouver que j'exagère ! Or, méditons ce que M. Chaput écrivait mélancoliquement l'autre jour en traçant le portrait si tristement vrai du malheureux candidat :

« En France — disait-il — on arrive malgré les obsta-
« cles, et on donne rarement tout ce que l'on peut ; en
« Allemagne, on donne toujours *tout ce que l'on vaut*, et
« on arrive surtout, grâce aux institutions bienfaisantes
« qui aplanissent toutes les difficultés sous les pas de
« l'homme de science... Cependant, comme impossible
« n'est pas français, notre candidat trouverait peut-être
« le moyen de faire quelques recherches personnelles ?
« Mais, à quoi bon ? C'est inutile pour le concours, bien
« mieux : *cela peut nuire.* »

Pourquoi cela peut-il nuire ? Oh ! ne cherchons pas à trop approfondir les choses, et laissons pour le moment ce point d'interrogation sans réponse...

4° — Supposez que ledit candidat aux hôpitaux ait des visées hautes, qu'il se destine au professorat. Chez les Allemands, par suite de leur organisation, les travaux originaux et les succès d'enseignement sont des titres, sont les seuls titres pour arriver, et le raisonnement ainsi que la justice indiquent qu'il doit en être ainsi.

En France, que se passe-t-il pour ce candidat au professorat ? Je laisse encore la parole à M. Chaput :

« S'il (le candidat) est très sympathique à la Faculté,
« s'il fait peu de clientèle et s'il attire peu d'élèves à ses
« cours, il aura de grandes chances d'être nommé pro-
« fesseur vers cinquante ans par ses collègues, jaloux de
« garder leurs clients et craintifs de voir un cours suivi
« par les élèves, ce qui contrasterait avec leurs succès
« d'enseignement. »

Bien sévère, notre distingué collaborateur ! Malheureusement, hélas ! il est juste, sinon toujours, au moins quelquefois.

En Allemagne, le titre de professeur impose plus que jamais (je l'expliquerai plus tard) le devoir et l'obligation du travail. — En France, c'est absolument le contraire. Ceci me rappelle une histoire très vraie, (que l'on se rassure, elle a dû se passer en Chine) : un candidat à la robe professorale arrive enfin au comble de ses vœux ; il est nommé professeur. Un jour, à ses élèves qui le félicitaient de son élévation, il fait cette réponse en s'étirant les bras, comme un homme qui vient de faire un long sommeil et qui veut recommencer : « Ah ! maintenant, on va donc pouvoir se reposer !... » Que de choses singulières se passent en Chine ! Hé bien, ne soyons pas Chinois, et suivons l'exemple de ceux qui nous entourent ; car en Allemagne, en Russie, en Autriche, et partout (vous entendez bien : *partout*), par suite de l'organisation de l'enseignement médical, on arrive *jeune* au professorat, et quand on arrive, on est obligé de travailler plus que jamais.

Je reviendrai plus tard sur cette question.

5° — Ainsi donc, le candidat au bureau central des hôpitaux ne doit pas produire de travaux originaux. Je vais plus loin : *il ne peut pas* en produire. Car, songez donc ! Il

faut qu'il se prépare pendant cinq ou dix ans à ce travail de haute gymnastique cérébrale consistant à rédiger
bien vite un grand nombre de pages sur une question
écrite, tirée au sort, ou encore à traiter par cœur une
question orale après quelques minutes de réflexion, de
sorte que ces épreuves deviennent *des concours de mémoire*. Et quand ce malheureux est enfin arrivé (un peu
fourbu, avouez-le), je vous demande quels sont pour lui-
même et pour la science les résultats de cette préparation
de cinq à dix années. Pour lui, les résultats sont presque
nuls, et après l'obtention de ce titre si envié de médecin
des hôpitaux, à l'âge de 32 à 35 ans, avec une femme
et des enfants, on comprend qu'il songe à se reposer
au point de vue scientifique, et à faire le plus de clientèle possible.

6° — J'ai dit que les cinq ou dix années de préparation
à ce concours injuste des hôpitaux n'étaient d'aucune utilité pour le candidat. Je vais plus loin : ce ne sont pas
seulement cinq ou dix années — les plus belles de la
vie — perdues pour lui; ce sont des années stériles,
perdues sans retour pour la science.

Oh ! je le sais, les satisfaits ou les indifférents, d'autres encore, vont m'accuser d'exagération. Hé bien, je
prie mes contradicteurs de se livrer au petit calcul suivant : Sur les soixante candidats environ se présentant
maintenant chaque année au bureau central, combien
produisent des travaux originaux? Quelques uns seulement ; et ce sont surtout ceux qui ont l'inestimable
bonheur d'approcher de très près de grandes personnalités médicales et d'être les propagateurs de la
science *officielle* ; (car il y a une science *officielle*, je le
démontrerai plus tard.)

Maintenant, je prie mes contradicteurs de se livrer à
cet autre calcul : Qu'ils étudient la vie scientifique d'un
médecin en Allemagne ou en France. En Allemagne,
avant comme après le concours, les travaux sont très
nombreux puisqu'ils sont des titres pour arriver. — En

France, avant et pendant cette période inféconde des
concours, la page reste blanche, et au moment le plus
propice pour travailler, puisqu'il n'est pas encore trop
absorbé par la clientèle, le malheureux candidat ne peut
et ne doit pas se livrer à des travaux personnels qui,
non seulement sont inutiles, mais qui peuvent aussi être
nuisibles.

Ainsi donc, les concours, *tels qu'ils existent*, sont des
trompe-l'œil, ils ne sont d'aucune utilité pour le candidat
et pour la science, ils sont stériles, ils immobilisent les intelligences pendant des années, ils découragent les travailleurs, ils paralysent les meilleures volontés et enchaînent
l'indépendance ! Il y a une chose étonnante et bien faite
pour nous rassurer sur l'avenir scientifique de la France :
il faut que notre race soit fortement trempée, il faut que
les qualités de notre esprit soient prépondérantes, il faut
que notre amour du travail soit bien grand, pour que
nous ayons pu conserver encore une place honorable
dans le concert scientifique européen, en dépit de toutes
les difficultés et de toutes les entraves. Mais, prenons
garde : les étudiants étrangers se font plus rares, parce
qu'ils sont attirés autre part, les travaux scientifiques ne
sont plus en honneur, et bientôt nous en serons réduits
à enregistrer les découvertes d'autrui.

Si, pour obtenir le titre de médecin des hôpitaux, les
travaux originaux pesaient d'un grand poids, s'il y avait
une sérieuse épreuve sur titres, quelle émulation pour
les vrais travailleurs, quelle moisson féconde de découvertes, et quelle richesse scientifique serait la nôtre !
Car enfin, la science profiterait de ces recherches accu-
mulées par les cinquante ou soixante candidats qui se
présentent annuellement au concours ; ceux qui auraient
échoué n'auraient pas perdu leur temps, pour eux d'abord,
et pour la science ensuite, et ceux qui arrivent auraient
ainsi une tendance à continuer leurs recherches. Mais,
il faut donner aux candidats la possibilité de travailler ;
on le pourrait en leur facilitant plus encore l'entrée dans

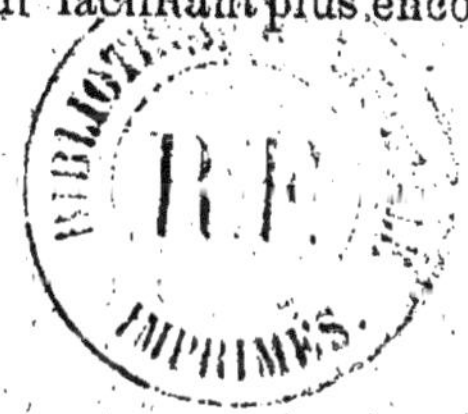

les hôpitaux, en les attachant aux chefs de service à titre d'assistants, en les chargeant des consultations hospitalières qui sont réellement illusoires.

Je fais une proposition à l'administration : qu'elle consulte les principaux intéressés, les candidats, sur les réformes à introduire dans le concours pour le bureau central. Je suis absolument convaincu qu'il y aurait presque unanimité pour réclamer ces réformes et accepter celles que je propose. Mais, on ne fera rien, ou plutôt on nommera une commission d'hommes très considérables, enlisés dans la routine et attachés au passé.

Je me résume :

Le recrutement des médecins, chirurgiens ou accoucheurs des hôpitaux ne doit et ne peut se faire que par le concours, et celui-ci (pour ce qui concerne la médecine) devrait se composer de trois épreuves :

1° La première serait l'épreuve sur titres. Mais, on ne devrait tenir compte que des travaux *originaux* et non des œuvres de compilation et d'érudition ; de plus, pour des raisons faciles à comprendre, les juges n'auraient pas à examiner tous les travaux produits deux ou trois mois avant et pendant toute la durée du concours. — Au sujet de cette épreuve sur titres, j'entends déjà l'objection : mais c'est là une épreuve dans laquelle le favoritisme que vous voulez éviter, jouera peut-être un grand rôle. Je ne le crois pas. Du reste, la perfection n'est pas de ce monde, *le mal ne peut pas être plus grand qu'avec le système actuel* ; avec celui que je propose, la science en retirera son profit, et notre patriotisme ne sera pas humilié. C'est bien là quelque chose. Enfin, en dehors des membres du jury (1), il y a un juge qui ne se trompe pas toujours : c'est l'opinion publique.

(1) Pour cette épreuve sur titres scientifiques, comme je le dis plus loin (page 30), le jury serait composé de tous les médecins des hôpitaux, sans exception, appelés à voter sur les mérites scientifiques de chaque candidat.

2° La seconde épreuve serait celle de clinique et de thérapeutique. Le candidat aurait au moins 20 minutes pour examiner un malade, et une heure pour faire une composition écrite, dans laquelle il discuterait le diagnostic, le pronostic et les indications du traitement.

3° La troisième et dernière épreuve serait celle de deux malades que le candidat aurait à examiner pendant 30 ou 40 minutes et au sujet desquels il serait appelé à parler pendant une demi-heure après dix minutes de réflexion.

Voilà une première réforme importante et urgente à accomplir (1), et j'estime qu'elle contribuera pour sa part à sérieusement améliorer l'enseignement médical, puisqu'il est démontré pour tous que *la médecine s'apprend au lit du malade, et non ailleurs.*

Je continuerai cette étude, je la continuerai malgré l'indifférence des uns, malgré l'hostilité des autres, et quoique je ne me fasse aucune illusion sur le sort qu'attendent aujourd'hui mes propositions. Car la routine et ceux qui ont intérêt à la conserver ou à la servir, ont une grande puissance dans notre pays. N'importe ! Je n'en persisterai pas moins à parler, parce qu'il faut avoir confiance dans la « justice immanente des choses », parce qu'on sert son pays en l'éclairant sur ses défauts, et parce qu'on doit donner un démenti à cette spirituelle parole que m'adressait naguère,

(1) On pourrait toujours, *en attendant*, proposer les réformes suivantes :

1° L'admissibilité serait définitive, et un candidat reconnu admissible n'aurait plus à subir les deux premières épreuves ; 2° les épreuves d'admissibilité comprendraient une consultation écrite et une leçon sur un sujet donné ; 3° les dernières épreuves seraient les épreuves cliniques (avec un jury différent). L'épreuve sur *titres* serait jugée, comme je l'ai dit, par tous les médecins des hôpitaux. — Mais, on arrivera forcément aux réformes radicales que je propose plus haut.

pendant ma mission scientifique en Russie (1), un professeur étranger, ami de la France :

« C'est curieux, disait-il, comme la France, peuple de « progrès, est toujours en retard ! »

(1) Cette mission scientifique en Autriche, en Russie et en Allemagne, mission que le ministère de l'instruction publique m'a fait l'honneur de me confier en 1888, ainsi qu'à MM. les Drs Schwartz (de Paris) et Lesguillons (de Compiègne), (mission accomplie entièrement à nos frais), a été racontée dans la *Revue générale de Clinique et de Thérapeutique* (*Journal des Praticiens*), Paris, 1888-1889.

III

Le concours d'agrégation

Paris, le 25 septembre 1890.

A M. Henri Huchard, directeur de la *Revue générale de Clinique et de Thérapeutique*.

Mon cher Directeur,

Je viens de lire votre dernier article sur le concours de médecine pour les hôpitaux, et je ne puis m'empêcher de vous dire que je l'approuve entièrement, sauf quelques points de détail sans importance. Que de fois ai-je entendu mes collègues ou des candidats au Bureau central exprimer vos idées et d'autres analogues ! Vous avez eu le courage de les mettre en avant, et on ne saurait trop vous en féliciter et vous en être reconnaissant. Vous entreprenez une campagne ardue ; soyez sûr que vous ne serez pas aussi isolé que vous paraissez le croire, car vous êtes soutenu par tous ceux qu'intéresse notre avenir médical. Le bon sens finit toujours par triompher.

Vous avez mille fois raison de réclamer un concours sur titres scientifiques ; vous avez encore raison de vouloir rétablir l'épreuve de clinique et de thérapeutique, si, du moins, tout le monde est d'accord avec vous pour conserver cette épreuve; vous avez toujours raison quand vous attribuez à notre déplorable organisation notre infériorité de productions scientifiques.

Les concours, tels qu'ils existent, nous paralysent et stérilisent tous nos efforts, c'est certain ; je vais plus loin : *ils nous découragent et nous démoralisent.*

Vous venez de le démontrer clairement pour les hôpitaux ; mais que n'auriez-vous pas à dire pour l'agrégation ?...

Veuillez agréer, etc.

L. BROCQ,
Médecin des Hôpitaux.

RÉPONSE A LA LETTRE DE M. BROCQ

Mon cher collègue,

Merci pour votre lettre qui est aussi un acte de courage.

Oui, vous avez raison, la campagne que j'ai entreprise est ardue. Aussi, vous suis-je reconnaissant de me faire espérer l'appui de tous ceux que n'aveugle point le sentiment des intérêts personnels.

D'autres lettres que j'ai reçues prouvent que le *Journal des Praticiens*, fort de son indépendance, a très opportunément posé la question de l'enseignement médical. Dans l'une de ces lettres, émanée d'un professeur éminent de la Faculté, dont je tais le nom parce qu'il ne m'a pas expressément autorisé à le publier, on lit cette phrase : « Je ne suis pas un grand partisan du » concours, et je le considère plutôt comme une institu- » tion de *tolérance*. » Dans une autre, due à l'un de nos plus savants maîtres et collègues des hôpitaux, on relève ces mots qui trahissent un certain découragement : « Je » sais tout ce qui est à l'étranger, et il y a longtemps » que j'ai perdu la confiance en nous... »

Vous me demandez si je n'aurais pas quelque chose à dire au sujet de l'agrégation ? Bientôt, j'espère vous satisfaire, vous parler encore de ces concours qui « nous découragent et nous démoralisent », comme vous le dites si bien, et montrer une fois de plus qu'on arrive souvent au but par un grand concours... de circonstances.

Mais, ne nous faisons pas d'illusions, mon cher collègue ; car, si « le bon sens finit toujours par triompher », il a trop souvent de grandes et longues luttes à soutenir contre l'indifférence des uns, le découragement des autres, et surtout contre la coalition autrement puissante et tenace des intérêts personnels. Il y a deux ans, dans mon rapport sur « une mission scientifique en Russie », j'entrevoyais déjà toutes ces difficultés, et je disais, dans des termes que vous me permettrez de vous rappeler, que nous avions contre nous une noble, vénérable et puissante dame...

« Tenez... la voilà qui passe. Tous les jours et par tous les temps, à la même heure et sur le même chemin, vêtue de son costume de cent ans et fidèle à ses habitudes antiques, la petite vieillotte fait sa promenade circulaire, tournant et retournant sans cesse dans un cercle dont elle ne sort pas. Le visage sillonné de rides profondes, les traits immobiles, la physionomio sans expression, les yeux fixés sur le sol, le corps raidi et penché en avant, dans l'attitude de la paralysie agitante, elle trottine, trottine, trottine toujours. D'un mouvement presque automatique, elle tourne souvent la tête : c'est le passé qu'elle regarde. Veut-elle presser le pas et marcher en avant ? Elle trébuche ; puis, au moindre obstacle, la voilà qui, prise de rétropulsion, revient précipitamment en arrière, et, tremblotante, elle s'agite, croyant agir...

» Mais, tout près de la vieille, attentif et fort empressé, quel est donc ce jeune et gros gars, aux jarrets d'acier, aux muscles vigoureux, au ventre proéminent, au regard voilé, à la mine épanouie et à la face rubiconde ? C'est son CHEVALIER SERVANT, très bien en cour ; c'est son protégé et son protecteur à la fois. C'est le *satisfait* de l'heure présente, l'enthousiaste du passé, le contempteur de l'avenir.

» Cette noble dame, vous l'avez reconnue : elle se nomme la ROUTINE !....

» Que faut-il pour la renverser ? Un simple coup d'épaule, dites-vous ?

» Mais, vous comptez sans le chevalier servant !.... »

Ce tableau de la Routine n'est pas encore complet : j'aurais dû ajouter que le chevalier servant, presque toujours masqué, se cache, se dérobe et se tait ; il ne parle pas, il agit en silence, et glisse dans l'ombre ; âpre à la curée, c'est sa manière, à lui, de vivre et de conspirer, et périsse la Science française plutôt que la Routine ! Car, il est, par elle, entretenu de titres et de faveurs, et c'est ainsi qu'il se contente d'être seulement quelque chose, ne pouvant être quelqu'un.

Veuillez agréez, etc.

HENRI HUCHARD
Médecin des Hôpitaux.

Le concours d'agrégation *(Suite.)*

A l'heure actuelle, le concours de l'agrégation de médecine se compose de quatre épreuves :

1re épreuve : Leçon orale de trois quarts d'heure, après trois heures de préparation.

2e épreuve : Exposé des travaux personnels des candidats par eux-mêmes.

3e épreuve : Leçon orale d'une heure, après quarante-huit heures de préparation.

4e épreuve : Leçon sur un malade et examen histologique, etc.

Pour la première épreuve, on met certains livres, tels que les deux dictionnaires de médecine, à la disposition des candidats. Ceci est incompréhensible, d'autant plus que — sans médire de ces livres — il y a des questions mal faites ou qui sont à peine effleurées, et d'autres, au contraire, complètement traitées. Alors, où est la justice ? — D'un autre côté, on se demande avec étonnement ce que peuvent bien prouver deux épreuves orales, dont l'une est préparée avec des livres en trois quarts d'heure, et dont l'autre est préparée pendant quarante-huit heures par des amis ou des maîtres plus ou moins complaisants?—Enfin, cet exposé des titres par les candidats eux-mêmes est bien étrange ; c'est là une perte de temps inutile, et cet exposé gagnerait à être imprimé, comme cela se fait pour les candidatures à l'Académie ou au Professorat.

Ce concours dure deux mois à deux mois et demi. Les

candidats de province sont obligés de venir à Paris,
d'abandonner leur clientèle, de payer les frais de leur
long séjour dans la capitale, et il y en a parmi eux qui
ont dû renoncer à l'agrégation en raison de leur état de
fortune et des dépenses qu'ils sont obligés de faire. On
se demande pourquoi Paris et les candidats parisiens sont
ainsi favorisés, et pourquoi (les agrégés étant nommés
pour toute la France) le concours d'agrégation n'a pas
lieu, à tour de rôle, dans chacune de nos Facultés de
province ?

Enfin, le concours est ouvert. Le titre d'agrégé sera-t-
il toujours décerné à celui qui aura subi le plus brillam-
ment les épreuves ?... C'est ici que les fameuses combinaisons dont on a souvent parlé pour le concours des hôpitaux, c'est ici que ces combinaisons vont briller du plus
vif éclat. Elles peuvent se résumer dans cette formule :
« Passe-moi la rhubarbe, je te passerai le séné », et elles
se traduisent par le petit dialogue suivant entre les juges :
« Donnez votre voix à mon candidat, je donne ma voix
au vôtre. »

C'est ainsi que le concours disparaît pour les juges
prêts à entrer dans toutes les combinaisons pour faire
nommer un de leurs protégés. Souvent même, il change
un peu de nature, parce qu'il s'agit d'une lutte d'in
fluence entre divers membres du jury.

Dans un concours resté célèbre, on vit trois à quatre
juges formant une autre combinaison, menacer de démis-
sionner en masse si M. X... n'était pas nommé. Il le fut
(comme il le méritait), et, chose inouïe, celui-là qui, la veille
de la proclamation des élus, ne figurait pas même le dernier de la liste, fut tout à coup, à la dernière minute, placé
au deuxième ou troisième rang. C'était le triomphe d'une
autre combinaison qui, pour arranger les choses, avait
surgi à la dernière heure !

Autrefois, il y a longtemps, dans un concours d'agrégation — en chirurgie, je crois, — un candidat, fort
méritant par ses travaux originaux, eût à traiter

une question comme celle-ci : *Du cancer du rectum* (1).
Il n'en connaissait pas le premier mot, et pendant
trois quarts d'heure, il tint ses juges sous le charme (?)
en exerçant toutes sortes de variantes sur le cancer
rectal qui « dégage une mauvaise odeur»; — (le
contraire eût bien étonné!...) — Toute la question traitée
se résumait dans cette symptomatologie. Ce candidat qui
se recommandait de lui-même, je le répète, par son
grand mérite personnel et par ses travaux importants,
fut cependant nommé, et le jury, pour faire acte de justice, fut donc obligé de commettre une grave injustice
de concours.

Alors, je pose cette question : si vous ne tenez pas
toujours compte des épreuves, (et vous avez bien raison!...) pourquoi ce simulacre de concours ?

Dans cette circonstance et d'après les principes que je
soutiens, le jury a bien fait de ne tenir aucun compte de
la faiblesse de cette épreuve et de prendre surtout en considération les travaux du candidat. Mais, il n'est pas toujours aussi bien inspiré, comme on va le voir :

En 1883, un candidat à l'agrégation de chirurgie
(dont je tairai le nom, parce que je ne veux faire aucune
personnalité dans l'étude d'une question aussi grave et
générale) avait passé avec succès ses divers concours :
il avait été nommé successivement interne des hôpitaux,
aide d'anatomie, prosecteur, chirurgien des hôpitaux, et
déjà proclamé admissible à un premier concours d'agrégation en 1880. Travailleur infatigable, chercheur de
mérite, il avait déjà produit un grand nombre de tra-

(1) Cette histoire est très ancienne, et elle concerne un candidat
mort depuis plusieurs années déjà. Ceci dit une fois pour toutes,
afin que mes lecteurs ne voient jamais aucune attaque, aucune
insinuation *personnelle* dans toutes ces lignes : (*Parcere perso-
nis, dicere de vitiis*). Mais les faits anciens sont toujours d'actua-
lité, puisqu'ils peuvent se reproduire, *et se reproduisent tous les
jours* sous nos yeux, grâce au système de concours, grâce aux
errements de notre organisation médicale, qui n'ont pas été mo-
difiés depuis plus d'un demi-siècle.

vaux originaux et fait des découvertes sérieuses. Or, n'y a-t-il pas une injustice flagrante à ne tenir aucun compte, dans les concours, du temps précieux si utilement employé à faire avancer la science, et à tenir compte au contraire du temps perdu par la plupart des candidats à la préparation inféconde de questions orales ou écrites ?

Voici, en tous cas, le bilan respectable des travaux que ce candidat à l'agrégation de chirurgie apportait en 1883 :

ANATOMIE. — 1° Etudes sur la circulation du bulbe rachidien, des hémisphères cérébraux, de la moelle épinière (*Archives de physiologie*, 1872-1874, et *Archives de neurologie*, 1882). — 2° Etudes sur la disposition du tissu spongieux des os chez l'homme et les mammifères (*Société de biologie*, 1877). — 3° Etude sur la disposition anatomique des veines du rectum (*Société anatomique*, 1878). — 4° Note sur les canaux galactophores (*Soc. anat.*, 1882). — 5° Développement et ordre d'apparition des plis cérébraux chez l'embryon et le fœtus (*Soc. de biol.*, 1877).

PHYSIOLOGIE. — 1° Sur les fonctions des hémisphères cérébraux (en collaboration avec le Dr Carville, *Archives de physiologie*, 1876, et prix de l'Académie des sciences).

CHIRURGIE. — 1° Sur une griffe par atrophie musculaire du membre supérieur consécutive à une lésion du nerf cubital, *Revue photog. des hop.*, 1872). — 2° Sur les sarcômes développés sur les nœvi-pigmentaires (*Arch. de phys.*, 1874.. — 3° Sur les troubles trophiques consécutifs aux plaies des nerfs (*Soc. de biol.*, 1875). — 4° Sur les causes de la mort rapide ou subite dans les grands traumatismes des membres (*Soc. anat.*, 1876). — 5° Ostéite et nécrose du pubis (*Soc. anat.*, 1876). — 6° Sur les lésions vasculaires dans les brûlures (*Soc. de biol.*, 1877). — 7° Les rétrécissements du larynx et de la trachée (*Arch. de méd.*, 1876). — 8° Etudes expérimentales et cliniques sur les traumatismes cérébraux (Thèse inaug. de 1878, récompensée par la Faculté). — 9° Recherches sur la pathogénie des hémorrhoïdes (*Archiv. de méd.*, 1879). — 10° Des contre-indications à l'anesthésie chirurgicale (Thèse d'agrégation, 1880).

Telle est la liste *incomplète* des principaux travaux de ce candidat qui se présentait, à l'âge de 34 ans, pour la seconde fois, au concours d'agrégation. Sa dernière thèse (Des variétés rares de la hernie inguinale, 1883), présentait, m'a-t-on dit, quelques parties défectueuses, ce qui reste encore à prouver. Mais je demande si c'était une raison pour lui en tenir rigueur, quand on sait que les thèses d'agrégation n'ont jamais été complètement écrites par les candidats, et quand celui auquel je fais allusion en ce moment, était l'auteur de travaux remarquables, parmi lesquels il faut surtout retenir ses recherches sur la circulation des centres nerveux, sur les fonctions des hémisphères cérébraux, enfin sur les traumatismes cérébraux.

Ce candidat si méritant ne fut pas nommé agrégé, *malgré* ses travaux si importants. Or, tout à l'heure, j'ai donné l'exemple contraire d'un candidat, nommé très justement, *à cause* de ses travaux originaux et malgré une épreuve orale insuffisante. Où est la justice ? Il faudrait pourtant s'entendre une bonne fois, et ne pas avoir, selon les circonstances et selon les juges ou les candidats, deux poids et deux mesures.

Ce concours d'agrégation décourage souvent les vrais travailleurs. On l'a bien vu, quand ce malheureux candidat à l'agrégation de chirurgie, désabusé, désillusionné, donna un beau jour sa démission de chirurgien des hôpitaux, et, sans se plaindre, avec une certaine dignité, renonça pour toujours à cette Université, qui l'avait méconnu, à cette *alma mater*, comme on l'appelle sans doute par dérision. Il fut accueilli alors par une Faculté catholique, et la Faculté de médecine de Paris se priva, de gaieté de cœur, d'un jeune chirurgien qui l'eût à coup sûr honorée par son travail opiniâtre et ses découvertes.

Ce concours est donc injuste, TEL QU'IL EXISTE (je le répète, car je ne suis pas l'ennemi des concours, et la preuve que j'en suis partisan, c'est que je veux leur amélioration). Il est plus que cela, comme l'a dit M. Brocq : il est *démoralisant*. En parlant ainsi, je n'incrimine en aucune façon la justice individuelle des juges, et je me garde bien d'attaquer leurs choix. Ceux-ci sont, pour la plupart, excellents ; tous nos agrégés forment une phalange brillante et respectée de savants dont les mérites scièntifiques sont au-dessus de toute atteinte. Ce qu'il faut condamner, c'est la justice inégale de ce concours, c'est l'inutilité de cette institution, *telle qu'elle existe*, je le répète encore une fois; et, puisque les juges arrivent fatalement à faire leurs choix, non pas d'après les épreuves de ce concours, mais d'après les mérites des candidats, je réitère une fois de plus ma sempiternelle question :

A quoi servent ces concours, dont la préparation perd un temps si précieux, et ne vaut-il pas mieux, au nom même de la justice, au nom des intérêts scientifiques, que les candidats à l'agrégation soient nommés surtout, comme à l'étranger, d'après la valeur de leurs titres scientifiques ?

J'ai démontré quelques-uns des inconvénients et des vices du concours actuel d'agrégation. Mais il ne suffit pas de détruire, il faut reconstruire. Je dois des conclusions. Les voici :

1° *Composition des jurys.* — Actuellement, les professeurs se nomment entre eux, et quoiqu'il soit étrange de voir un chimiste, un pharmacologiste, un physicien, un botaniste et un chirurgien appelés à voter sur les mérites d'un candidat à une chaire de pathologie interne, par exemple, ce mode de recrutement n'a pas donné jusqu'ici de trop mauvais résultats. Les choix des professeurs sont presque toujours heureux ; ils ne s'égarent jamais sur des médiocrités, et savent trouver des hommes de talent, le plus souvent désignés déjà par l'opinion publique. Sait-on pourquoi ? C'est parce que le jury pour la désignation des professeurs est nombreux, c'est parce qu'il se compose de trente à quarante personnes, tandis que celui des hôpitaux et de l'agrégation n'est que de sept à dix juges au plus. Or, les fameuses « combinaisons » dont j'ai parlé se font plus difficilement, et les intrigues sont moins à craindre lorsque le nombre des juges est plus grand.

D'après ces principes, tous les médecins des hôpitaux de Paris, sans exception, devraient être appelés pour le concours du bureau central, à voter sur la première épreuve, celle des titres scientifiques. Pour les deux autres (épreuves de consultation écrite ou de clinique thérapeutique, épreuve clinique de deux malades), il y aurait deux jurys *différents*, composés chacun d'au moins quinze à vingt membres.

D'après ces mêmes principes, les travaux scientifiques des candidats à l'agrégation « des Facultés de France » seraient soumis au vote de *tous* les professeurs de médecine ou de *tous* les professeurs de chirurgie de *toutes* les Facultés de France, suivant qu'il s'agit d'un concours de médecine ou de chirurgie.

Avec ce système, je le répète, les fameuses « combinaisons » qui nuisent tant à la justice et à la considération des divers concours ne pourraient plus se donner aussi libre carrière.

2° *Composition des épreuves.* — Que doit-on demander à un agrégé ? Deux choses : Savoir, et savoir enseigner. De là, deux épreuves : la première, la plus importante, l'épreuve sur titres scientifiques, jugée comme je viens de le dire ; la seconde, qui aurait lieu à tour de rôle, tous les ans, dans chacune de nos Facultés (car on ne sait pourquoi Paris est toujours favorisé et paraît tenir en tutelle les Facultés de province), cette épreuve consistant dans une leçon d'une heure faite sur un sujet préparé vingt-quatre heures à l'avance. Mais cette épreuve ne doit pas avoir une grande importance ; elle n'est qu'une formalité, puisqu'elle est seulement destinée à montrer que le candidat sait bien exposer ses idées et parler en public. J'ajoute même qu'elle pourrait être très utilement supprimée et remplacée, pour tout candidat à l'agrégation, par l'obligation de faire pendant deux ou trois ans un enseignement libre, et d'en justifier les succès.

3° *Nombre des agrégés.* — Comme à l'étranger, et pour ne pas décourager les travailleurs, ce nombre doit être illimité, il doit comprendre tous ceux qui sont dignes du titre ou des fonctions de privat-docent ou d'agrégé. C'est là une réforme capitale et urgente, car on connaît les graves inconvénients du nombre trop restreint des agrégés dans chacune de nos Facultés.

On voit dès lors les avantages et la justice du concours d'agrégation compris comme je viens de le dire.

Par l'importance que l'on donne aux mémoires originaux, on récompense et on encourage tous les travailleurs sans distinction ; on augmente notre patrimoine scientifique; on tient la balance un peu plus égale entre ceux qui font avancer la science par leurs recherches personnelles, et ceux qui pâlissent pendant des années sur leurs livres, sans profit pour la science ; on permet aux médecins de province, trop délaissés, de viser, loin de Paris, aux plus hautes destinées médicales; on ne ferme pas la voie des concours, rendus plus accessibles, à ceux que leur situation de fortune ne permet point d'abandonner leur clientèle pendant les trois mois de durée du concours actuel d'agrégation ; on porte un coup à la centralisation scientifique et universitaire, l'une des plaies de notre enseignement.

IV

L'Enseignement médical à l'Étranger

A l'Etranger, les conditions du concours pour le titre de privat-docent (analogue à celui de professeur agrégé dans nos Facultés) sont à peu près semblables à celles que je viens de proposer. Mais, il est intéressant de savoir comment on arrive privat-docent, et comment on se forme à l'enseignement, en Allemagne, par exemple.

Suivons, avec M. Leloir (de Lille), un étudiant allemand qui, devenu docteur, désire embrasser la carrière universitaire et veut, par exemple, se consacrer à l'enseignement de la dermato-syphiligraphie (et ce que nous allons dire à ce sujet est applicable à toutes les autres branches de l'enseignement médical) (1).

Si l'élève fait preuve auprès d'un de ses maîtres, de zèle et d'intelligence, il sera choisi par lui comme *assistant* (situation intermédiaire entre celle d'interne et de chef de clinique chez nous). Il est nommé pour deux ans, mais il peut être, sur la simple proposition du professeur, prorogé pour une ou deux nouvelles périodes, et c'est ainsi qu'un assistant a le droit de rester dans ses fonctions pendant quatre, six et même huit ans (2). — Quand ce temps d'assistanat est expiré, s'il veut être reçu

(1) Leloir. — Organisation de l'enseignement de la dermatologie et de la syphiligraphie dans les Universités allemandes et austro-hongroises (*Annales de dermatologie et de syphiligraphie*, Paris, 1887).

(2) Les appointements de l'assistant ne sont pas inférieurs à 1.500 francs par an.

privat-docent d'une Université, il n'a qu'à présenter un mémoire original important pour être nommé. Une fois docent, il demande et obtient l'autorisation de faire des cours de maladies cutanées et syphilitiques. — Enfin, s'il obtient du succès dans son enseignement, il peut être appelé comme professeur *extraordinaire* (sorte de professeur chargé de cours), ou encore de professeur *titulaire* ou *ordinaire*, dans l'une des Universités allemandes; il peut même être appelé dans les Universités étrangères, et c'est ainsi que les Allemands font de l'exportation et de la propagande scientifiques.

On conçoit, — dit M. Leloir, — l'influence colossale qu'un pareil état de choses exerce, « non seulement sur la propagation de la science allemande, mais encore de l'influence politique de l'Allemagne », et cela en Europe et même dans le monde entier. C'est ainsi qu'il y a des professeurs allemands et austro-hongrois dans les Universités de Suisse, d'Italie, de Belgique, de Hollande, en Amérique, et jusqu'au Japon, à Tokio.

Enfin, si les succès du professeur s'affirment davantage, celui-ci a toujours l'espoir de passer d'une Université dans une autre plus importante.

L'enseignement médical devient ainsi une vraie carrière, et, à Vienne, le célèbre professeur Hébra est resté pendant quarante années de son existence à la tête d'un service de maladies de la peau.

En France, rien de semblable n'existe, et, à ce sujet, dès 1881, MM. Besnier et Doyon, dans leur admirable introduction au traité des maladies de la peau de Kaposi, s'exprimaient en ces termes :

« Avec notre organisation surannée, le médecin que le hasard (le hasard seul, qu'on ne veuille pas l'oublier) des mutations hospitalières amène à l'hôpital Saint-Louis, a déjà atteint la quarantième année ; souvent, il n'y parvient que beaucoup plus âgé. Jusque-là, il a exercé, enseigné même souvent, la médecine générale ; mais il peut n'avoir jamais étudié particulièrement la dermato-

logie ou n'avoir prouvé aucune aptitude pour l'enseignement...» Il résulte du système des mutations dans les
hopitaux en honneur chez nous, que « les médecins qui
parviennent à l'hôpital Saint-Louis, n'y font jamais
leurs débuts qu'à une période déjà avancée de leur carrière médicale et hospitalière ».

Comme le font encore remarquer MM. Besnier
et Doyon, c'est à Vienne qu'affluent maintenant les étudiants et les médecins étrangers qui veulent faire leur
éducation dermatologique (1), et cependant l'hôpital St-
Louis, avec ses 600 malades internes, avec un nombre
de 300 malades qui viennent tous les jours aux consultations externes, avec son incomparable musée, reste «le
plus merveilleux champ d'études du monde entier. »

L'administration a donc un devoir patriotique à remplir en organisant, en encourageant toujours l'enseignement dans les hopitaux. A-t-elle été à la hauteur de
sa tâche et de sa mission?...

Lisons, d'autre part, ce que M. Lejars (prosecteur à
la Faculté de médecine de Paris) dit de l'enseignement
médical en Allemagne (2) :

« Nous rapporterons à trois chefs les caractères d'ori-
ginalité de l'enseignement allemand : 1° L'enseignement, et, en particulier, l'enseignement médical, est, à
lui seul, une carrière; 2° il y a décentralisation au sein de
chaque Université; 3° il y a décentralisation entre les Universités... La décentralisation, dans tous ses modes, est
l'esprit même de l'enseignement allemand ; elle existe au
sein de chaque Université, elle existe entre les Universités, elle est, semble-t-il, la plus solide assise de leurs
succès. En donnant à chaque professeur une autonomie
presque entière, un institut séparé, un personnel qu'il

(1) C'est encore à Vienne, et à Berlin, que les étudiants ou
docteurs étrangers affluent pour aller étudier d'autres spécialités, l'ophtalmologie, l'otologie, la gynécologie, etc.
(2) L'enseignement de la chirurgie et de l'Anatomie dans les
Universités de langue allemande (*Progrès médical*, numéros 43
et suivants de 1888).

choisit, on lui crée une responsabilité effective et personnelle; sa situation n'en devient que plus haute et plus enviable. La Faculté est transformée en une série de centres d'enseignement, centres autonomes, associés dans un but commun, mais qui fonctionnent indépendants. — Le professeur qui choisit lui-même ses assistants et ses aides est en droit d'attendre beaucoup de son personnel; et, d'autre part, nul n'est intéressé plus que lui à ne choisir comme assistants, comme aides, comme prosecteurs, que des hommes capables de remplir au mieux leurs fonctions et de produire par eux-mêmes ; la renommée du maître en grandit, et voilà comment les abus du choix s'effacent devant la situation spéciale du professeur chef d'institut ».

A Vienne, comme le fait remarquer M. Gouguenheim, après tant d'autres (1), l'hôpital général (*Allgemeine krankenhaus*) qui renferme près de 3,000 malades, est le grand centre universitaire pour l'enseignement médical. « C'est là que sont rassemblées toutes les cliniques médicales, chirurgicales et spéciales, telles que la gynécologie, la pédiatrie, les affections nerveuses, de la peau, celles des yeux, des oreilles, du larynx et du nez, etc., et que professent les hommes les plus considérables de la médecine viennoise. » C'est ainsi que les étudiants peuvent, dans la même journée, sans trop se déranger, assister tour à tour à des cours de médecine, de chirurgie, de gynécologie, de pédiatrie, de dermatologie, etc., d'autant plus que ces divers cours ne se font jamais aux mêmes heures.

A Paris, nous avons, comme à l'Hôtel-Dieu, à la Pitié, à la Charité, à Tenon, des hôpitaux de 600 à 800 lits avec 5 ou 6 services de médecine. L'administration a-t-elle fait son devoir en songeant à créer dans chaque hôpital des centres d'enseignement, et en réunissant, dans des

(1) Rapport sur l'enseignement de la laryngologie et de la rhipnologie à l'Université de Vienne. (Paris, 1887.)

services séparés et spéciaux, des malades atteints d'affections utérines, de maladies du larynx, de la poitrine, des yeux, de la peau, etc. ? A-t-elle songé à l'instruction des élèves, a-t'elle su et voulu ne pas laisser improductifs tous ces trésors d'enseignement ?...

En France, le nombre des cours et des professeurs est très limité, et c'est ainsi qu'à Paris, pour 4,000 étudiants, il y a 34 professeurs, autant d'agrégés et de cours.

A l'Université de Leipzig, qui ne renferme que 660 étndiants, il y a 44 cours de médecine, 10 de plus qu'à Paris où le nombre des étudiants est six fois plus grand.

A Berlin, le personnel enseignant se compose de 102 professeurs (15 professeurs ordinaires, 28 professeurs extra ordinaires, 59 privat-docenten) pour 1,100 étudiants. Il faut encore ajouter — dit M. Lejars — qu'un certain nombre de professeurs, des professeurs extraordinaires ou des privat-docenten, font plusieurs cours, ce qui accroît d'autant le nombre total. Le relevé des cours faits pendant l'hiver de 1888 à la Faculté de médecine de Berlin, donne les chiffres suivants : Histoire de la médecine, 2; Anatomie, 16; Physiologie, 11; Anatomie pathologique, 4 ; Médecine, 42 ; Thérapeutique, 5 ; Chirurgie et maladies cutanées, 23; Ophtalmologie, 12; Otiatrie, 4; Maladies des femmes, 15 ; Médecine légale et hygiène, 9 ; etc., etc. ; soit, en comptant les cliniques, 162 cours, et, de plus, 65 autres cours exclusivement pratiques.

A Paris, pour un nombre d'étudiants près de quatre fois supérieur à celui de la Faculté de Berlin, il y a quatre fois moins de cours cliniques ou pratiques.

Tous ces chiffres n'ont pas besoin de commentaires !...

V

L'Enseignement médical en France

En France, les professeurs sont toujours, sauf une ou deux exceptions, choisis parmi les agrégés. Dès lors, l'agrégation doit être, comme nous l'avons vu à l'étranger, une école ou un apprentissage d'enseignement? Pas le moins du monde. Les agrégés sont chargés de cours par exception (1), et pendant les neuf années que durent leurs fonctions, ils sont obligés de se livrer le plus souvent à des occupations très récréatives et bien capables de les former à l'enseignement : ils font passer des examens !

On en a vu cependant, dont les cours *libres* à l'hôpital, ont obtenu d'énormes succès pendant un grand nombre d'années. Ils avaient donc fait largement leurs

(1) Sous la pression de l'opinion publique, les Facultés de médecine comprenant l'insuffisance de l'Enseignement professoral, ont organisé à regret des « cours auxiliaires » confiés à des agrégés. On permet à ceux-ci, par tolérance, de faire des leçons théoriques ; mais, pourquoi ne font-ils pas de cours auxiliaires de clinique générale ou spéciale dans les hôpitaux, et pourquoi ne pas les autoriser à recevoir une rétribution directe des élèves ? Il est vrai que, d'ordinaire, les cours des agrégés sont beaucoup plus suivis que ceux des professeurs, ce qui est peut-être (en France, du moins), un inconvénient pour les agrégés..... Une histoire *vraie* à ce sujet : M. X..., agrégé d'une grande Faculté de médecine, avait de très nombreux auditeurs à son cours auxiliaire. Un jour, un de ses collègues, devenu depuis professeur (assez tardivement, sans doute en raison de ses succès dans l'enseignement libre), lui frappa sur l'épaule et lui dit spirituellement : « Vous ne voulez donc pas arriver au professorat ? » — « Pourquoi ? » — « Mais, mon ami, vous avez trop d'élèves !... »

preuves, et vous pensez sans doute qu'ils ont dû revêtir de bonne heure la robe professorale ? Nullement. Ces succès ne comptent pas, ou plutôt ils comptent... pour l'ajournement de leurs légitimes espérances. A ce sujet, on pourrait rappeler des faits récents, citer des noms. Je m'en garderai bien, parce que dans une question de cette gravité, je me suis promis de ne me livrer à aucune personnalité.

Un jour, une chaire devient vacante à la Faculté. C'est, par exemple, une chaire de thérapeutique, de pédiatrie, d'ophtalmologie, de psychiatrie ou de dermatologie. Où sont les agrégés que leur enseignement ou leurs travaux désignent pour ces chaires spéciales ? Il n'y en a pas ; d'abord, parce que le chiffre des agrégés est trop restreint; ensuite, parce qu'en France l'enseignement des spécialités est loin d'être en honneur (1). Les agrégés sont tenus d'être encyclopédistes, et d'un jour à l'autre, lorsqu'ils sont nommés professeurs, ils sont obligés d'apprendre spécialement la thérapeutique, la pédiatrie, l'ophtalmologie, etc., au moment même où ils doivent enseigner ces branches de la médecine à leurs élèves. Ils finissent par se spécialiser quand ils auraient dû commencer par là, et quelques-uns même n'ont qu'une seule pensée : abandonner, par permutation, leur chaire, lorsqu'une autre pour laquelle ils étaient plutôt destinés, devient vacante. Hé bien, je ne crains pas de

(1) Dans son récent traité (octobre 1890) de gynécologie, M. S. Pozzi, professeur agrégé à la Faculté de Paris, s'exprime en ces termes :

« La part de l'étranger dans les derniers progrès de notre science est considérable; il serait puéril de le nier et de ne pas en profiter. — Les causes de ce progrès méritent tout d'abord d'être recherchées. En premier lieu, peut-être, il faut indiquer l'absence de cette défiance excessive qui s'est toujours attachée plus ou moins, chez nous, dans les sphères élevées de l'enseignement, à l'idée de *spécialisation*, par suite du trop légitime discrédit où la crédulité du public a fait tomber le nom de *spécialiste*. Rien de pareil au delà de nos frontières, et cela depuis longtemps..... »

l'avouer : Malgré ces longs retards, malgré ces inconsé-
quences, nos professeurs improvisés tout à coup spécia-
listes font, pour la plupart, honneur à leur nouvelle
situation, ce qui prouve, une fois de plus, la puissance
intellectuelle de notre race. Mais, comme autrefois, ils
seraient les premiers professeurs du monde, s'ils
s'étaient, à l'instar de l'étranger, initiés de bonne heure
aux études spéciales.

Puisque le nombre des agrégés est trop restreint, il y
a eu autrefois, pour ne parler que des morts, des hommes
qui s'appelaient Ricord, Gibert, Biett, Bazin et Hil-
lairet. Sans doute, la Faculté leur a ouvert largement ses portes, estimant que c'était un grand honneur pour elle? Nullement. A jamais, les portes de la
Faculté leur sont restées fermées, parce que, pour le
plus grand nombre au moins, le concours de l'agrégation qu'ils n'ont pu subir pour des causes diverses
(maladies au moment du concours, manque de fortune, etc.), n'a pas prononcé solennellement le fameux
dignus intrare. — *Dura, absurda lex, sed lex!*
Quelques-uns de mes collègues et contemporains
se rappellent ce savant laborieux, Duchenne (de
Boulogne), qui étudiait avec une si discrète modestie,
dans le fond d'une salle d'hôpital, des malades aban-
donnés et des maladies inconnues. Pendant que passait
superbement près de lui le cortège de la science officielle, ce grand homme faisait en silence ses inoubliables
découvertes. N'étant rien à l'Hôpital, rien à l'Académie, rien à la Faculté, — comme je l'ai rappelé dès
1883 dans mon introduction au Traité des névroses, —
cet infatigable travailleur sut prouver, une fois de plus,
que ni les positions officielles, ni les titres honorifiques ne
font les grands médecins, et créer au milieu du chaos des
affections médullaires, décrites par Ollivier (d'Angers),
des maladies nouvelles et des types morbides comme
l'ataxie locomotrice progressive, l'atrophie musculaire,
la paralysie atrophique de l'enfance, les paralysies géné-

rales spinales, la paralysie pseudo-hypertrophique ou myo-sclérosique, la paralysie labio-glosso-laryngée. Hé bien ! on ne peut songer sans tristesse aux autres travaux qu'il eût encore accumulés si ce grand chercheur, qui n'avait ni la « bosse » des concours, ni l'étoffe d'un concurrent, eût été chargé d'un service d'hôpital spécialement affecté à l'étude des maladies nerveuses (1). Il n'avait pas un grand talent professoral, j'en conviens; mais on enseigne mieux ce que l'on connaît bien. Les élèves auraient été en foule attirés vers lui par l'appât de la nouveauté, et il a manqué à l'honneur de la Faculté, qui l'a méconnu et ne l'a pas nommé au moins professeur extraordinaire.

Que si l'on tient à respecter les droits acquis, que si l'on ne veut pas — ce qui se comprend encore — assimiler un professeur sorti de l'agrégation à un savant qui n'a pas subi ce concours, pourquoi donc ne pas nommer ce dernier, s'il en est digne, professeur extraordinaire ? Car enfin, pendant des années, par ses travaux personnels, ou par son enseignement, il a fait largement ses preuves, un peu plus qu'un jeune agrégé qui, par un concours plus ou moins brillant de quelques semaines, n'a donné que des preuves d'érudition ou accompli que des prouesses de mémoire !

Une histoire à ce sujet : Pendant mon séjour en Russie, je vis dans une Faculté de médecine, deux professeurs de syphiligraphie. L'un d'eux, alors qu'il était simple assistant, faisait déjà des cours suivis par des élèves dont le nombre, chaque jour, augmentait. Or, le gouvernement russe, en récompense des services que ce médecin avait rendus à l'enseignement, en récompense de ses efforts, le nomma d'emblée professeur extraordinaire. Il est au moins curieux de voir l'autocratique Russie donner des leçons de libéralisme et d'égalité devant le talent, à la France démocratique !

(1) L'exemple de M. Charcot, ses grands succès dans ses études et son enseignement sur les maladies nerveuses sont là pour le prouver.

J'ai dit que les deux conditions du succès de l'enseignement sont l'*émulation* et la *concurrence*. Pour cette raison, les professeurs devraient, comme à l'étranger, passer d'une Faculté dans une autre; ils devraient être payés par les élèves eux-mêmes, et chaque branche de la médecine devrait avoir au moins deux professeurs. A Vienne, par exemple, il y a plusieurs médecins qui enseignent la laryngologie, l'otologie, la gynécologie, etc., et qui se partagent les faveurs des élèves. On n'y voit pas, comme dans certaine grande Faculté de médecine de notre pays, des cours largement rétribués par l'Etat et suivis par cinq à dix auditeurs! (1).

A l'étranger, depuis longtemps, chaque spécialité de la médecine et de la chirurgie a ses professeurs. En France, on a déjà fondé des chaires spéciales pour les maladies nerveuses, les maladies mentales, les voies urinaires, l'ophtalmologie, la pédiatrie. Pourquoi s'arrêter en si beau chemin, et n'est-il pas urgent de fonder des

(1) Cinq à dix auditeurs (en comptant souvent les appariteurs pour un cours payé annuellement douze à quinze mille francs par l'Etat, c'est-à-dire par les contribuables! Donc, l'instruction médicale pour ce seul cours coûte 1,500 et même 3,000 francs par an pour chaque élève. Ainsi, en France, moins un cours a de succès, et plus il est dispendieux pour l'Etat. (*Renvoyé à la commission du budget de* 1890). A l'étranger, les professeurs sont surtout rétribués par les élèves (30 à 50 francs par élève); ils ont donc intérêt à faire des cours très pratiques, à réunir le plus d'auditeurs possible, à obtenir des succès d'enseignement qui peuvent les appeler dans une Université plus importante. C'est ainsi que quelques-uns — sans qu'il en coûte davantage à l'Etat — peuvent se faire trente à quarante mille francs par an, et c'est ainsi que le professorat devient une véritable carrière. De plus, ce système a l'avantage d'exciter l'émulation entre les divers professeurs. — En France, la concurrence et l'émulation — ces deux leviers de l'enseignement — sont choses absolument inconnues. Les professeurs sont individuellement — je suis heureux de le reconnaître — plus brillants que ceux de l'étranger; mais ils oublient trop qu'ils s'adressent à des élèves, ils ne font pas des leçons assez élémentaires, et leurs leçons, admirables d'érudition et de science, seraient mieux placées pour un enseignement *supérieur* des sciences médicales.

chaires de laryngologie et d'otologie, de clinique thérapeutique, de gynécologie, de bactériologie, etc? Cela
serait certainement préférable à la conservation de cours
absolument inutiles, par exemple, des cours théoriques
d'anatomie normale et pathologique, de pharmacologie,
de médecine opératoire, de thérapeutique, d'histoire de
la médecine, de pathologie interne et externe, etc.

A ce sujet, ne sait-on pas qu'à la Faculté, beaucoup
de cours ne sont pas suivis par les élèves parce qu'ils
demandent plusieurs années pour être complets? Tout le
monde reconnait le besoin d'une réforme radicale à ce
point de vue, et Dujardin-Beaumetz, comparant l'enseignement médical de la Russie et de la France,
s'exprime en ces termes (1) :

« On pourrait rendre plus pratique l'enseignement de
la Faculté et exiger, par exemple, des professeurs et
des agrégés qu'ils ne fragmentent pas leurs cours en un
trop grand nombre d'années. Comme elle est enseignée
à la Faculté, la pathologie interne ou externe deman-
derait cinq ou six années; on voit, en effet, des professeurs consacrer à la pneumonie une dizaine de leçons;
un tel enseignement, très utile dans une école de per-
fectionnement, ne l'est plus pour former des praticiens.»

Dans ces conditions, l'enseignement de la Faculté
devrait être réservé à ceux qui se destinent à un
grade supérieur, par exemple à celui de *docteur
ès-sciences médicales*, proposé par P. Bert; et l'enseignement des hôpitaux, le seul où peuvent se former
les cliniciens, serait pour ceux qui aspirent seulement au titre de docteur en médecine. Cette distinction existe en Russie où il y a deux grades d·mé-
decins : les *lekars* qui reçoivent des Facultés le droit de
pratique médicale, et les *docteurs en médecine* propre-
ment dits dont le titre confère le droit à la nomination

____

(1) L'enseignement médical et la pratique médicale en
Russie (*Gaz. hebd. de méd. et de chirurgie*. Paris 1888).

de médecin assistant, de médecin des hôpitaux, ou de professeur. En Allemagne, cette même distinction existe entre le docteur en médecine et le *pratischer Arzt* qui, par ce titre, a le droit de prétendre aux grades universitaires.

A Paris, la Faculté de médecine peut bien faire parfois des savants, mais elle ne fait pas des praticiens. Dans un article fort intéressant de la *Normandie médicale*, M. Brunon s'exprime en ces termes : « Où est l'enseignement de Paris pour le débutant? Nous avouons ne pas le connaître, quoique nous l'ayons cherché quand nous en avions besoin. » Ceci est malheureusement vrai. Les cours de pathologie peuvent être très remarquables, mais l'étudiant a besoin d'autre chose : il lui faut des leçons pratiques élémentaires, et puisque tel cours n'est pas terminé en une année, il est obligé d'étudier sur les livres et à l'hôpital, ce qui est du reste bien préférable. Il en résulte qu'il n'assiste plus à ces cours trop théoriques, trop savants, et tout le monde connaît bon nombre de médecins des hôpitaux et de praticiens distingués qui, pendant toute la durée de leurs études médicales, n'ont jamais mis le pied à la Faculté de médecine, ce qui démontre bien l'inutilité d'un grand nombre de ses cours théoriques.

Ces cours seraient encore admissibles, si l'étudiant était dans la main et sous l'œil du maître. C'est ainsi que les Ecoles préparatoires de médecine forment de très bons élèves, souvent meilleurs que dans les grandes Facultés, au début des études médicales. J'ai déjà été deux fois membre du jury de l'internat, et j'ai remarqué avec mes collègues, que les élèves sortant des écoles de province avaient des connaissances plus sûres et plus étendues en anatomie et en pathologie que les étudiants parisiens. Je ne prétends pas dire que cette différence dépende des professeurs : elle tient à la trop grande affluence d'élèves parisiens pour un trop petit nombre de maîtres. Qu'on y prenne garde : on meurt aussi bien de pléthore que d'anémie, et le nombre des élèves ne mesure pas toujours la prospérité d'un centre universitaire.

Les écoles secondaires de médecine qu'on parle vaguement de supprimer, que l'on a commencé par amoindrir en les mettant autrefois en tutelle par l'envoi d'un professeur d'une Faculté pour présider aux moindres examens, en leur refusant le droit de choisir leurs professeurs et leur directeur, ces écoles rendent les plus grands services, à ce point qu'il serait même nécessaire d'en voir créer une à côté de chaque Faculté, sans en être jamais dépendante. Elles sont utiles, parce qu'elles forment d'excellents praticiens, et surtout parce qu'elles concourent à faire de la décentralisation scientifique et universitaire. Et cependant, que fait-on pour elles ? Vous diminuez chaque jour leur importance au profit des Facultés, et vous ressemblez à ces gens qui, se contentant d'une illusion d'optique, croient s'élever parce qu'ils abaissent les autres.

J'ai proposé bien des réformes, et cependant je n'ai pas tout dit. Mais, il faut qu'on le sache bien : cette campagne que j'ai entreprise — campagne de relèvement et non de dénigrement — n'est pas finie : elle commence. Sans trêve ni repos, elle devra être continuée.

Pour ma part, j'ai confiance dans notre gouvernement et dans son patriotisme. Mieux éclairé, il finira par provoquer lui-même des réformes, et ne laissera pas s'affaiblir le vieux renom de la médecine française.

Ces réformes pourraient être accomplies rapidement, si nous avions *réellement* la liberté de l'enseignement supérieur et si l'Etat ne conservait pas pour lui seul ce monopole exorbitant.

Quelle singulière aberration dans ces temps de progrès et de liberté? Comprend-on l'Etat disant : Je suis l'Etat-Soleil, et la science, c'est moi ! De quel droit s'arroge-t-il le privilège d'enseigner ce qui peut être la vérité aujourd'hui, et ce qui sera l'erreur demain ? Pourquoi la loi ne donne-t-elle pas aux municipalités le droit et surtout la *possibilité* d'organiser, sur leur demande, un enseignement médical libre ?

N'est-il pas monstrueux de créer une science *officielle* en réunissant, dans la même main, le corps enseignant et le corps examinant ? Par là, cette liberté de l'enseignement est violée dans son principe même. Elle n'existe plus, puisqu'après l'avoir inscrite dans vos lois, vous en entravez l'application et le développement; elle n'existe pas, puisque vous la prenez pour vous seuls et que vous la refusez aux autres. Nous sommes libres, dites-vous, de fonder un enseignement quelconque; mais il est juste que vous nous en donniez les moyens, et que vous soyez libéraux dans l'usage que vous faites de cette liberté.

Dans votre désir inquiet de conserver cette science officielle, dans votre crainte d'affronter la concurrence, vous vous opposez à la séparation du corps enseignant et du corps examinant, vous n'instituez le plus souvent qu'un seul professeur pour chaque branche de la médecine.

Alors, vous permettez — comme M. Eloy le disait l'autre jour — « à un examinateur de faire sentir aux candidats « qu'il serait heureux pour eux d'avoir suivi son cours », ou encore à ce professeur d'une grande Faculté, de les engager à chercher, en devenant le souscripteur au journal qu'il « rédige », la réponse aux questions qu'il formule ».

Alors, (pour ne parler encore que des morts et pour ne pas faire de personnalités), vous avez eu un professeur comme Piorry qui pouvait exiger aux examens sa nomenclature barbare ; un professeur comme Ch. Robin incapable de finir une phrase et dont les élèves étaient réduits à apprendre le cours par cœur et sans rien y comprendre ; vous pourriez avoir encore un Broussais qui imposerait à toute une génération les dogmes de ses phlegmasies, de sa gastrite, et ses pratiques sanguinaires ; et vous aurez toujours des hommes qui pourront, du haut d'une chaire, prêcher et imposer l'erreur de leurs doctrines, parce que vous avez pris soin de ne pas placer des émules à côté d'eux, et parce que vous avez supprimé la concurrence qui vous gêne. Et voilà les conséquences et les beautés de la science officielle, omnipotente, et sans contrôle, de cette science officielle qui meurt trop souvent avec les hommes, quand elle devrait toujours leur survivre, puisque « les systèmes sont périssables, et l'art éternel ! » Et voilà comment, après avoir gravé la liberté sur les murs, vous l'effacez, et ne la laissez pas pénétrer dans l'enceinte des Ecoles et des Hôpitaux !...

Il faudrait multiplier les foyers scientifiques ; encourager l'enseignement libre au lieu de l'entraver ; rechercher la contradiction au lieu de la fuir ; susciter la concurrence au lieu de l'étouffer ; fonder de nouvelles Facultés, et relever les Ecoles préparatoires de médecine au lieu de les amoindrir. Il faudrait organiser l'Enseignement médical dans les hôpitaux, en créant partout des services spéciaux de gynécologie, d'ophtalmologie, de laryngologie et d'otologie, etc., en faisant de chaque hôpital un centre d'instruction où l'étudiant pourrait apprendre les diverses branches de la médecine ; il faudrait adopter le système des professeurs payés par les élèves. Il faudrait avant tout modifier de fond en comble tous ces concours qui, en immobilisant les intelligences pendant dix à quinze années, deviennent des entraves pour les recherches et les productions scientifiques. Et lorsque je demande l'amélioration et la réforme du concours, je montre ainsi à quel point j'en suis partisan, et avec quelle ardeur je combattrais, pour ma part, tous ceux qui voudraient le supprimer ou toucher seulement à son principe.

Mais, il est temps d'écouter les salutaires avertissements de ceux qui ont vu les progrès de l'étranger, et qui, au péril de leur avenir honorifique, osent dire la vérité; il est puéril — peut-être dangereux — d'organiser toujours sur des réformes indispensables la conspiration du silence.

Si ces réformes ne viennent pas, radicalement et sans retard, «ébranler notre vieille organisation médicale jusque dans ses fondements et restituer de ce côté à notre pays la place et le rang qu'il n'a pas conservés », un jour peut-être viendra où des hommes de bonne volonté, de progrès et de patriotisme organiseront eux-mêmes un enseignement médical des hôpitaux, et fonderont (ce qu'il faut souhaiter) en face de la vieille Faculté, « une école *pratique* de médecine ». Pour cela, il suffit qu'une vingtaine de médecins honnêtes et savants, avec ou sans titres honorifiques (car les titres ne font rien et ne sont rien), veuillent réunir leurs efforts pour concourir au relèvement et à l'amélioration de l'enseignement médical. Dès ce jour, la liberté de l'Enseignement supérieur de la médecine qui sera entrée dans nos mœurs ou nos habitudes, existera réellement; car, elle ne sera plus annihilée par l'omnipotence de la science officielle, elle pourra s'affirmer par la libre concurrence, elle sera vivifiée par l'émulation, et nous verrons s'accomplir, comme l'a dit M. Besnier, « une révolution à jamais glorieuse pour celui qui saura l'imposer, et féconde pour l'époque qui la réalisera ! »

Extrait de la **Revue générale de Clinique et de Thérapeutique** (Journal des Praticiens.) — (*Septembre-octobre 1890.*)